Antonio Garcia Dominguez
Kenia Milagro Piloto Tome
Mayelin Gonzalez Martines

Utilização de medicamentos não sujeitos a receita médica

Antonio Garcia Dominguez
Kenia Milagro Piloto Tome
Mayelin Gonzalez Martines

Utilização de medicamentos não sujeitos a receita médica

Risco de auto-medicação

ScienciaScripts

Imprint

Cover image: www.ingimage.com

This book is a translation from the original published under ISBN 978-3-659-65473-2.

Publisher:
Sciencia Scripts
is a trademark of
Dodo Books Indian Ocean Ltd. and OmniScriptum S.R.L publishing group

120 High Road, East Finchley, London, N2 9ED, United Kingdom
Str. Armeneasca 28/1, office 1, Chisinau MD-2012, Republic of Moldova, Europe
Printed at: see last page
ISBN: 978-620-8-27961-5

Autores: Dr. Antonio García Domínguez

Especialista de primeiro grau em I.G.M. e Gastroenterologia

Mestrado em cuidados integrados para mulheres

Professor Assistente

Dra. Kenia Piloto Tomés

MsC. Emergência médica

Especialista I e II em Anestesiologia e Reanimação

Professor Assistente

Mayelin Gonzalez Martines

Licenciatura em Enfermagem

Professor Assistente

Introdução

Os medicamentos são a tecnologia de saúde mais utilizada na prevenção e no tratamento de doenças a todos os níveis dos cuidados de saúde, e a capacidade da medicina para interromper ou modificar o curso natural das doenças, para as prevenir ou, em qualquer caso, para tornar o seu fardo mais leve, depende em grande medida deles. A utilização de medicamentos é hoje uma ocorrência quotidiana na vida dos doentes e da população em geral, mas a sua utilização inadequada pode tornar-se um perigo real para a saúde das pessoas.

A automedicação pode ser definida genericamente como a autoadministração, ou a administração a conselho não qualificado, de medicamentos para aliviar um sintoma ou curar uma doença. [(1).(2)]Segundo a Organização Mundial de Saúde, o termo automedicação refere-se à utilização de medicamentos pelo doente para tratar perturbações ou sintomas reconhecidos pelo doente ou à utilização intermitente ou continuada de um medicamento prescrito pelo médico para doenças ou sintomas recorrentes ou crónicos; e os que a defendem, argumentando que é a forma de otimizar e igualar os cuidados de saúde para toda a população.

Historicamente, uma substância medicinal, independentemente da sua origem ou do seu fabrico, foi entendida como qualquer produto consumível ao qual são atribuídos efeitos benéficos para o ser humano. [(3)]Estas substâncias medicinais, tal como os medicamentos actuais, eram constituídas por uma ou mais drogas, que são designadas por princípio ativo ou substância ativa destas substâncias, para as diferenciar dos elementos não medicinais que as compõem.

No papiro de Ebers, de 1500 a.C., encontramos uma referência à utilização extensiva de substâncias medicinais no antigo Egito.

No século I d.C., Dioscórides escreveu De Materia Medica, um tratado com mais de 700 substâncias utilizadas na medicina.

. [3]Desde as primeiras civilizações, o homem utiliza produtos de origem vegetal, mineral, animal ou, mais recentemente, sintética, para melhorar diversas doenças. Os cuidados de saúde estavam nas mãos de pessoas que exerciam a dupla função de médicos e farmacêuticos. De facto, eram médicos que preparavam os seus próprios remédios curativos, alguns dos quais alcançaram grande renome no seu tempo, como é o caso do grego Galeno (130-200 d.C.). Foi ele que deu origem ao nome Galénica, como a forma correta de preparar, dosear e administrar os medicamentos. Na cultura romana, existiam inúmeras formas de administrar as substâncias utilizadas para curar as doenças. Assim, os electuários eram utilizados como uma mistura de vários pós de ervas e raízes medicinais a que se juntava uma porção de mel fresco. Para além de ser a substância que servia de veículo aos princípios activos, o mel dava um melhor sabor ao preparado. Por vezes, utilizava-se açúcar. Também se utilizava um xarope, que já continha açúcar dissolvido em vez de água, e o conjunto era preparado de modo a formar uma massa pastosa. O próprio Galeno tornou famosa a grande triaca, à qual dedicou uma obra inteira, e que consistia num electuário contendo mais de 60 princípios activos diferentes. Devido à importância de Galeno na Idade Média, tornou-se muito popular durante este período, tendo deixado de ser autorizada a sua utilização em Espanha no século XX. (4)

Foi precisamente na Idade Média que os farmacêuticos começaram a trabalhar separadamente dos médicos. Na sua oficina de boticário, efectuava as suas preparações magistrais, entendidas como a preparação individualizada dos remédios prescritos para cada doente, e agrupavam-se em corporações ao lado dos médicos. No Renascimento, a atividade farmacêutica separa-se mais claramente dos médicos, dos cirurgiões e dos comerciantes de especiarias, ao mesmo tempo que se dá uma revolução no conhecimento farmacêutico, que se consolida como ciência na Idade Moderna. A formulação magistral é a base da atividade farmacêutica juntamente com a formulação oficinal, devido ao nascimento e à proliferação das farmacopeias e dos formulários, situação que se mantém até à segunda metade do século XIX. (4)

A partir desta altura, começaram a surgir medicamentos específicos, que consistiam em medicamentos preparados industrialmente pelos laboratórios farmacêuticos. Assim, só por volta de 1940, quando a indústria farmacêutica se desenvolveu e estes começaram a ser fabricados em grandes quantidades, é que as formas galénicas surgiram verdadeiramente. Desde então e até hoje, as formas de apresentação dos medicamentos evoluíram e a diversidade encontrada no mercado é muito grande. (5)

A polifarmácia, que, segundo a Organização Mundial de Saúde (OMS), é o consumo simultâneo de três ou mais medicamentos pelo mesmo doente: é o consumo simultâneo de três ou mais medicamentos pelo mesmo doente, é um fenómeno quotidiano nos idosos no que diz respeito à prática médica, sendo não só de interesse científico, mas também de interesse familiar e social; [(2)]O número crescente de pacientes geriátricos está a alargar os horizontes das doenças induzidas por medicamentos em todo o mundo, o que constitui atualmente um problema cuja magnitude é desconhecida em muitos países. Esta situação perigosa já preocupa as autoridades médicas a nível internacional e tem interesse não só a nível científico, mas também a nível familiar e social, uma vez que os seus efeitos secundários ou adversos conduzem, em muitas circunstâncias, a um aumento das hospitalizações, a complicações graves e, por vezes, infelizmente, à morte.

Os estudos de utilização de medicamentos são uma ferramenta essencial para a avaliação do impacto e das consequências benéficas ou prejudiciais da utilização de medicamentos pela comunidade, o que permitirá às autoridades de saúde tomar as decisões corretas no domínio da gestão dos recursos terapêuticos farmacológicos disponíveis, bem como a análise dos benefícios, efeitos adversos e custos económicos.[(6)]

A automedicação, tanto nos países industrializados como nos países em desenvolvimento, é a reação mais comum e pode manifestar-se através da utilização de medicamentos naturais, da acumulação de reservas (guardar restos de medicamentos), da utilização repetida de medicamentos sujeitos a receita médica e da compra direta de medicamentos que deveriam ser vendidos com receita médica.

Só depois da Segunda Guerra Mundial é que o valor dos medicamentos, considerados como substâncias medicinais e suas combinações ou associações destinadas ao uso animal ou humano, adquiriu o significado que tem atualmente. (7)A utilidade de alguns deles, como os antimicrobianos no tratamento de certas doenças, contribuiu para que a comunidade científica da época voltasse a sua atenção para os benefícios que representavam, sem ter em conta os possíveis efeitos adversos que poderiam causar. Depois, o desenvolvimento técnico científico que se alcançou desde então até aos dias de hoje permitiu passar de alguns medicamentos para mais de 35.000 produtos. No entanto, à medida que o número de medicamentos no mercado aumentava, começaram a surgir dois fenómenos preocupantes, um biológico e outro financeiro.

No primeiro caso, começaram a ser notificados muitos efeitos adversos, alguns deles graves, como o caso da focomelia da talidomida, e, no segundo, a indústria farmacêutica começou a mobilizar grandes somas de dinheiro e tornou-se a segunda maior atividade económica a seguir à indústria do armamento. (8-9)Em particular, os erros de prescrição e os problemas de saúde relacionados com os medicamentos não ocupam um lugar de destaque na agenda de investigação dos estudantes de medicina e dos médicos de clínica geral, apesar de não só terem um impacto negativo na saúde dos indivíduos, mas também gerarem perdas económicas para os doentes e para os governos. Os problemas relacionados com os medicamentos representam 10-15% das causas de internamento hospitalar. Estudos realizados estimaram que a incidência de efeitos adversos evitáveis dos medicamentos em ambulatório é de 5,6% de todos os internamentos hospitalares. . [(10)] [(9)]1 000 pessoas-mês Os autores concordam com Pérez Peña, que os medicamentos na sociedade contemporânea, e especialmente nos sistemas de saúde, desempenham quatro papéis.

Em primeiro lugar, podem ser vistos como instrumentos, meios utilizados pelos prestadores de cuidados de saúde para modificar a evolução natural de uma doença, para prevenir uma doença ou para efetuar um diagnóstico.

Podem também ser considerados como uma forma de medir o comportamento médico; a utilização deste instrumento pelos prescritores é uma prova dos seus conhecimentos, competências, valores éticos e humanos, e até da sua personalidade. Por outro lado, os medicamentos são também indicadores para medir os resultados do impacto que a sua utilização tem na comunidade, como no caso das vacinas. Finalmente, os medicamentos têm um papel a desempenhar na relação médico-doente. Esta é a intervenção mais frequentemente utilizada pelos médicos na sua relação com os doentes.

[(2)]Nesta linha de pensamento, a Organização Mundial de Saúde (OMS) reconheceu a necessidade de estabelecer uma política nacional de medicamentos e a importância de uma estratégia de investigação associada que inclua estudos sobre a utilização de medicamentos, promovidos por esta instituição com o objetivo de "descrever a comercialização, distribuição, prescrição e utilização de medicamentos por uma sociedade para determinar as consequências médicas, sociais e económicas resultantes".

Para os médicos, no entanto, o foco de atenção é a prescrição e o uso de medicamentos pela população. A investigação nestes domínios produz novos conhecimentos clínicos terapêuticos necessários para identificar, de acordo com as regras do método científico, os benefícios da terapêutica medicamentosa e também os problemas de saúde associados ao uso indiscriminado de medicamentos, a ocorrência de patologia relacionada com os medicamentos, e para avaliar os efeitos potenciais das intervenções regulamentares e educativas decorrentes da investigação. A utilidade terapêutica de um medicamento depende essencialmente da sua capacidade de produzir os efeitos desejados com um mínimo de efeitos indesejáveis tolerados pelo doente.

A terapêutica medicamentosa deve basear-se na correlação das acções e dos efeitos dos medicamentos com os aspectos fisiológicos, bioquímicos, microbiológicos, imunológicos e evolutivos da doença. A subutilização do medicamento prescrito priva o doente dos benefícios terapêuticos e a sobreutilização do medicamento aumenta o risco de reacções adversas. Por conseguinte, é evidente que os estudos de utilização de medicamentos podem contribuir para a utilização racional dos medicamentos. A utilização racional dos medicamentos implica obter o melhor efeito com o menor número possível de fármacos, durante o menor período de tempo possível e a um custo razoável. Embora isto pareça fácil de conseguir, a prática tem demonstrado que os medicamentos raramente são utilizados de forma racional, sendo uma das principais razões para esta situação a falta de fontes de informação fiáveis, baseadas na investigação científica, sobre a utilização de medicamentos em muitos países. A prescrição de um medicamento não é um ato isolado; faz parte de um ato médico e liga o médico prescritor a outros profissionais, que são os que dispensam e administram o medicamento, e novamente ao próprio doente, que é quem o recebe. Os erros que ocorrem nesta cadeia são potencialmente prejudiciais para o doente e devem, por isso, ser prevenidos, evitados e corrigidos. Os danos causados por estes erros são provocados pela administração ou não administração do medicamento correto, pelos efeitos tóxicos gerados pelos medicamentos ou pela ausência do benefício esperado, e estão relacionados com a dosagem ou via de administração erradas. A tudo isto há que acrescentar o custo económico do medicamento e tudo o que é necessário para corrigir os danos que este provoca.

Prevenir e evitar erros na prescrição e utilização de medicamentos é uma obrigação de todos os profissionais envolvidos nos cuidados aos doentes e também das instituições de saúde que devem fornecer os meios para os prevenir, mas é uma exigência, acima de tudo, do médico prescritor.

[11]O presidente do conselho de redação do British Journal of Clinical Pharmacology, Aronson JK, definiu a prescrição como "uma ordem escrita que inclui instruções pormenorizadas sobre o medicamento que deve ser administrado, a quem, em que formulação e dose, por que via, quando, com que frequência e durante quanto tempo". Esta definição é considerada muito adequada - a prescrição não é o fim, mas o início de um processo, para além de assinalar a incerteza que acompanha o ato de prescrever um tratamento.
Estes estudos conduzirão, sem dúvida, a novos conhecimentos sobre os problemas relacionados com a droga.

[9]Figueroa e a sua equipa de investigação identificam que a automedicação é principalmente indicada nas farmácias.

Hoje em dia, exige-se que os médicos e outros profissionais de saúde cumpram a sua obrigação de informar os utentes sobre os serviços de saúde e que a utilização de medicamentos seja incluída nos programas de educação para a saúde, uma ação que não é frequente neste meio. [2]De acordo com a Organização Mundial de Saúde (OMS), uma reação adversa a medicamentos (RAM) é definida como qualquer efeito não intencional ou indesejável resultante da administração de um fármaco ou medicamento para fins de diagnóstico, profilaxia ou tratamento, em doses normalmente utilizadas no ser humano.

Verificou-se agora que o consumo de antibióticos em praticamente todo o mundo é muito elevado, muito para além do que é ditado pelas normas de tratamento racional das doenças infecciosas nos seres humanos.

Este consumo elevado tem consequências importantes para a saúde humana. Trata-se também de um problema global, uma verdadeira ameaça para a saúde pública em todo o mundo. Uma das consequências mais relevantes é a crescente resistência dos microrganismos (em particular das bactérias) aos antibióticos, ou seja, a perda da sua eficácia no tratamento das infecções.

Todos os anos, a 18 de novembro, o Centro Europeu de Prevenção e Controlo das Doenças (ECDC) realiza uma campanha de sensibilização dirigida a profissionais, instituições, autoridades e ao público em geral em todos os países da União Europeia, com o objetivo de conseguir uma utilização mais prudente destes medicamentos e reduzir o seu consumo desnecessário.[12]

Em Espanha, o Ministério da Saúde, dos Serviços Sociais e da Igualdade, à semelhança de outros países europeus, desenvolve actividades para a utilização racional e prudente dos antibióticos.[12]

Os organismos científicos promoveram numerosos estudos e publicações com o mesmo objetivo.

Outros países, como os Estados Unidos, o Canadá e a Austrália, apoiam o objetivo e a celebração do *Dia Europeu do Uso Prudente de Antibióticos*.[12]

Foi na sequência da catástrofe da talidomida que se tomou consciência a nível mundial dos perigos da utilização de medicamentos sem um sistema de controlo. [2]Em 1970, a OMS estabeleceu como parte dos seus programas e objectivos garantir a segurança dos medicamentos , dando assim origem à farmacovigilância, que é responsável pelo estudo e avaliação pós-comercialização dos efeitos agudos e crónicos dos tratamentos farmacológicos na população.

A informação obtida em vários estudos mostra que as suspeitas de reacções adversas a medicamentos são atualmente uma patologia emergente, com um elevado impacto sanitário e económico. Resultados publicados na revista JAMA sobre uma compilação de 39 estudos prospectivos, realizados nos EUA ao longo de 32 anos em hospitais, mostram que as RAM são responsáveis por 15% dos internamentos hospitalares, dos quais 6,7% são graves e 0,32% fatais. Dados recentes indicam que 100 000 americanos morrem todos os anos de RAM, uma das seis principais causas de morte nos EUA, e 1,5 milhões são hospitalizados. [13]Outros estudos estimam que as RAM causam entre 0,86 e 3,9% das visitas aos serviços de urgência e são responsáveis por 0,5 a 0,9% da mortalidade hospitalar. [13]

O perfil etário de Cuba é muito semelhante ao dos países desenvolvidos do mundo; atualmente é um dos países mais envelhecidos da América Latina e das Caraíbas, mas dentro de duas ou três décadas será o mais envelhecido. A esperança de vida à nascença é atualmente de 77,97 anos e a esperança de vida geriátrica é de 22,09 anos. [14]

O estado de saúde do adulto é influenciado pelo ambiente natural e familiar, pelo grau de vida social e pela atividade diária, mas a doença e sobretudo a terapia farmacológica são aspectos a que devemos prestar especial atenção para envelhecer melhor, com um bom estado de bem-estar físico e mental.

O processo de envelhecimento da população tem conduzido a um aumento das doenças crónicas e incapacitantes, que limitam as actividades da vida diária, não só pelas consequências do aumento do seu número, mas também pelo elevado consumo de medicamentos envolvidos, o que aumenta o risco de internamentos hospitalares e o desenvolvimento de funções de dependência.

Vários estudos demonstraram que a comorbilidade (presença simultânea de duas ou mais doenças medicamente diagnosticadas no mesmo indivíduo), a utilização diária de quatro ou mais medicamentos, designada polifarmácia, e a incapacidade aumentam, de forma independente, as necessidades de cuidados de saúde, a utilização de serviços, aumentam os custos e têm graves consequências prognósticas para os idosos.[15]

Os cuidados de saúde primários são o primeiro e fundamental elo de ligação para garantir um envelhecimento bem sucedido, para assegurar a utilização racional dos medicamentos da forma mais sensata possível, para prolongar a vida e para viver os anos com independência mental e física.

Apesar de inúmeros estudos demonstrarem a elevada complexidade do consumo inadequado de medicamentos, bem como as consequências que daí advêm, não existem dados estatísticos sobre o comportamento de automedicação em adultos de meia-idade no nosso concelho, embora se possa afirmar que o consumo é elevado de acordo com os dados recolhidos no nosso inquérito.

Face ao exposto, sugere-se o seguinte **problema de investigação:** Quais os resultados da aplicação de uma estratégia de intervenção educativa para o controlo da automedicação em adultos de meia-idade?

Fundamentação teórica ou quadro concetual

Um fármaco é uma molécula bioactiva que, em virtude da sua estrutura e configuração química, pode interagir com macromoléculas proteicas, geralmente designadas por receptores, localizadas na membrana, no citoplasma ou no núcleo de uma célula, resultando numa ação e num efeito detetável. As enzimas também são consideradas receptores catalíticos, uma vez que são capazes de interagir com ligandos. Neste caso, os fármacos (agonistas) envolvem quase sempre ligações supramoleculares, ou seja, não são ligações covalentes de alta energia (cerca de 60 Kcal mol), mas sim ligações mais fracas e reversíveis, como as ligações hidrofóbicas, de Van der Walls ou de hidrogénio. Na conceção moderna de medicamentos, os descritores são utilizados para classificar uma molécula segundo aspectos electrónicos, geométricos, quânticos, termodinâmicos e de conetividade, o que torna viável a utilização de ferramentas informáticas na conceção de estruturas de referência ou de cabeças de série.

O termo fármaco não deve ser confundido com o termo droga, pois este erro resulta de uma tradução errada de -drug- do inglês, pelo que -drug- não é necessariamente um sinónimo de droga e este erro ainda se observa em muitos textos de farmacologia.

Quando o fármaco, que é o princípio ativo, é apresentado em uma forma farmacêutica específica, ele é chamado de medicamento, e isso já inclui os contingentes tecnológicos de fabricação, que vão determinar a biodisponibilidade e a estabilidade adequadas dessa apresentação. Isto significa uma boa absorção ao longo de um período de tempo, e nenhuma degradação química ou físico-química que afecte o seu funcionamento num organismo vivo, ou seja, sem prejudicar a absorção adequada, passa da fase biofarmacêutica para a fase farmacocinética, que determina a chegada bem sucedida de uma molécula bioactiva à biofase ou local de ação, em níveis de concentração que garantam um efeito. Hoje em dia, o enorme progresso da proteómica e as consequentes alterações que as proteínas podem sofrer nas suas estruturas terciárias, principalmente, abrem novos e sugestivos caminhos na investigação de moléculas bioactivas para combater agentes infecciosos perigosos, como vírus, bactérias e cancro.

[(16)]Esta definição limita-se às substâncias de interesse clínico, ou seja, as utilizadas para a prevenção, diagnóstico, tratamento, atenuação e cura de doenças, preferindo-se a designação tóxica para as substâncias que não se destinam a uso clínico mas que podem ser absorvidas acidental ou intencionalmente; e droga para as substâncias de uso social que são utilizadas para modificar os estados de espírito.

Os produtos farmacêuticos podem ser substâncias criadas pelo homem ou produzidas por outros organismos e utilizadas pelo homem. Assim, as hormonas, os anticorpos, as interleucinas e as vacinas são considerados medicamentos quando administrados sob forma farmacêutica. Em suma, para que uma substância biologicamente ativa seja classificada como medicamento, deve ser administrada ao organismo de forma exógena e para fins médicos.

Os produtos farmacêuticos são principalmente vendidos e utilizados sob a forma de medicamentos, que contêm o(s) fármaco(s) prescrito(s) por um médico.

Um medicamento é definido como o estado em que um medicamento é apresentado para utilização prática, tendo em conta o máximo benefício terapêutico para o indivíduo e minimizando os efeitos secundários indesejáveis.

Um **medicamento** é a soma de uma forma de dosagem + embalagem (acondicionamento, rotulagem, cartão, folheto informativo).

O acondicionamento primário é a embalagem ou qualquer outra forma de acondicionamento que esteja em contacto direto com o medicamento ou a forma farmacêutica (blister, tubo, frasco, etc.). O acondicionamento secundário é a embalagem exterior na qual está contido o acondicionamento primário (estojo, caixa, bula, etc.).

As formas de dosagem são os ingredientes activos e os excipientes. São um produto semi-acabado na sua apresentação:

- Líquidos: Solução, xarope, tintura, infusões, sprays, colírios, injectáveis e infusão parentérica, extrato, emulsão, enema, colutório e gargarejo

- Sólidos: Pós, grânulos, comprimidos, drágeas, cápsulas, pílulas ou glóbulos homeopáticos.

- Semissólidos: Suspensão, emulsão, pasta, creme ou pomada, unguento, géis, loções, supositórios, óvulos, geleias e cremes contraceptivos e linimentos.
- Outros: Nanosuspensão, cataplasma, dispositivos transdérmicos, sprays, inaladores e implantes.

Os nomes comerciais dos medicamentos variam em muitos países, mesmo quando têm o mesmo fármaco, razão pela qual o nome do medicamento é utilizado juntamente com o nome do fármaco. (17)

Os fármacos podem ser sintetizados ou extraídos de um organismo vivo; neste último caso, devem ser purificados e/ou quimicamente modificados antes de serem considerados como tal. A atividade de um fármaco varia em função da natureza do fármaco, mas está sempre relacionada com a quantidade ingerida ou absorvida. Por exemplo, os medicamentos oncológicos, que curam o cancro, são conhecidos como *princípios activos de elevada potência* e são utilizados em concentrações muito pequenas para curar um tipo especial de cancro. Cada um deles provoca muitos efeitos secundários e uma sobredosagem pode afetar negativamente as células saudáveis, como a oxaliplatina, o letrozol, a cisplatina, o anaztrazol, etc. (16)

A dispensação é o ato em que o farmacêutico entrega ao doente o medicamento prescrito pelo médico, juntamente com a informação necessária para o seu uso racional. É um ato de responsabilidade profissional isolado no tempo, cuja sucessão em cada paciente pode gerar uma monitorização terapêutica medicamentosa, descrita dentro da atenção farmacêutica.

O farmacêutico é responsável por fornecer os medicamentos prescritos pelo médico, quando é necessária uma prescrição médica; ou qualquer outro medicamento solicitado pelo consumidor ou utilizador, quando não é necessária uma prescrição médica, e se o farmacêutico o considerar apropriado e adequado para o doente.[18]

Considera-se substância **psicoactiva** toda a substância química de origem natural ou sintética que, quando introduzida por qualquer via (oral-nasal-intramuscular-intravenosa), exerce um efeito direto sobre o sistema nervoso central (SNC), provocando alterações específicas nas suas funções; este é constituído pelo cérebro e pela espinal medula dos organismos vivos. Estas substâncias são capazes de inibir a dor, modificar o humor ou alterar as percepções. As drogas psicoactivas incluem: cocaína, crack, metilfenidato (ritalina), efedrina, MDMA (ecstasy), mescalina, LSD, psilocibina (psilocybecubensis), sálvia divinorum, difenidramina (benadryl), amanita muscaria, paracetamol (tylenol), codeína, tabaco, bupropiona, canábis, haxixe.

A dependência caracteriza-se pela dilatação das pupilas provocada pelo consumo de uma droga psicoactiva. Uma substância psicoactiva é considerada viciante quando provoca sintomas de abstinência quando o utilizador deixa de a consumir.[19]

A dependência ocorre quando uma substância psicoactiva gera dependência no seu utilizador quando preenche pelo menos três de quatro requisitos:

1. Gera sintomas de abstinência quando é interrompida.
2. Levam o consumidor a ter uma recaída.
3. É utilizada para fins recreativos e não terapêuticos.
4. Tem a capacidade de influenciar alterações nas funções normais da mente do consumidor.

Os medicamentos de venda livre (OTC) ou de venda livre (OTC) são medicamentos que não necessitam de receita ou prescrição médica para serem adquiridos. (20)Trata-se de uma categoria de medicamentos produzidos, distribuídos e vendidos aos consumidores/utilizadores para utilização por sua própria iniciativa. Os medicamentos de venda livre são um grupo de medicamentos destinados ao alívio, tratamento ou prevenção de afecções menores com as quais existe uma vasta experiência de utilização. Foram expressamente autorizados como tal pelas autoridades sanitárias de cada país.

Em 1990, a Organização Mundial de Saúde adoptou a seguinte definição de medicamentos de venda livre: "... medicamentos cuja dispensa e administração não requerem a autorização de um médico. Podem existir diferentes categorias para estes medicamentos, de acordo com a legislação de cada país".(21)

Os medicamentos de venda livre têm geralmente as seguintes caraterísticas

- os seus benefícios superam os seus riscos potenciais;
- têm um baixo potencial de uso indevido e abuso;
- os consumidores/utilizadores podem utilizá-los para doenças que reconheçam em si próprios;
- podem ser adequadamente rotulados (têm informações sobre o produto na sua embalagem ou no interior através do folheto informativo);
- não é necessária qualquer intervenção de profissionais de saúde para uma utilização segura e eficaz.

Estes produtos podem estar disponíveis apenas em farmácias ou também noutros estabelecimentos comerciais, dependendo da regulamentação de cada país. [(21)]Além disso, na América Latina, alguns países (por exemplo, a Colômbia) têm campanhas ( ) para divulgar a diferença entre os medicamentos OTC e os medicamentos que requerem uma prescrição ou receita médica para a sua compra.

[(22)]São, como refere a Organização Mundial de Saúde, um dos pilares do autocuidado: "o que as pessoas fazem por si próprias para manter a sua saúde, prevenir e tratar a doença"; no âmbito do que se designa por automedicação responsável, em que o consumidor/utilizador trata as suas doenças ou sintomas com medicamentos aprovados, disponíveis para venda sem receita ou prescrição médica e que são seguros e eficazes quando utilizados nas condições prescritas. Trata-se, portanto, de uma atividade legal, mas que requer informação qualificada e independente para a tomada de boas decisões.

Isto distingue-se da automedicação, que consiste na compra de medicamentos sujeitos a receita médica ou de venda livre. A automedicação tem consequências económicas e sanitárias. Por um lado, pode conduzir a custos mais elevados devido à intoxicação. Por outro lado, pode agravar uma doença ou dar origem a uma nova doença.

Um doente **polimedicado** é uma pessoa com uma ou mais doenças crónicas que toma mais de seis medicamentos diariamente e de forma contínua durante um período de seis meses ou mais. Esta definição pode variar tanto em termos do número de medicamentos como do tempo necessário para os tomar, consoante o programa de cuidados de cada comunidade. (23)

Um **placebo** é uma substância farmacologicamente inerte utilizada como controlo num ensaio clínico. O placebo é capaz de provocar um efeito positivo em certos indivíduos doentes, se estes não souberem que estão a receber uma substância inerte (por exemplo, água, açúcar) e acreditarem que se trata de um medicamento. Este efeito é designado por efeito placebo e deve-se a causas psicológicas.

É evidente que o efeito placebo não pode curar todas as doenças. O cancro, por exemplo, não pode ser tratado apenas com placebos. Os efeitos limitam-se apenas a aliviar sintomas relativamente superficiais e não a curar efetivamente a doença subjacente, a não ser que a doença em questão não existisse em primeiro lugar e fosse apenas um desequilíbrio psicológico (que é então também compensado psicologicamente).

Hipótese

Através da aplicação de um programa educativo e terapêutico podemos reduzir o hábito da automedicação e aumentar os conhecimentos dos adultos entre os 40 e os 60 anos de idade pertencentes à clínica número 16.

Novidade científica

Existem estudos que permitiram identificar os problemas causados em adultos pela ingestão de medicamentos sem receita médica, tanto no mundo como no país. É uma novidade neste domínio poder realizar uma investigação desta natureza específica quando apenas existem evidências de estudos observacionais gerais e descritivos.

Este trabalho é de importância vital para elevar a cultura da saúde na prevenção da automedicação.

Objetivo geral

Avaliar os resultados de uma intervenção educativa e terapêutica sobre automedicação em adultos entre 40 e 60 anos de idade pertencentes ao consultório médico de família número 16 da área de saúde de San Cristóbal durante o período 2015 - 2016.

Específico

1. Caracterizar o grupo de estudo de acordo com: idade, sexo, grupo de dispensários e doenças de que sofrem.
2. Descrever a automedicação em termos de: utilização de medicamentos, tipo de medicamento e hora de consumo, bem como a presença de polifarmácia antes e depois da intervenção.
3. Avaliar os conhecimentos pré e pós-intervenção sobre automedicação na população em estudo.
4. Determinar o grau de satisfação dos aldeões com o tratamento após a intervenção.

Métodos

Classificação da investigação: Investigação Desenvolvimento X

Contexto da investigação.

Realizou-se uma investigação aplicada a partir de uma intervenção educativa e terapêutica com o objetivo de modificar a automedicação em adultos com idades compreendidas entre os 40 e os 60 anos pertencentes ao consultório médico de família número 16 da Área de Saúde de San Cristóbal.

Universo e amostra.

A clínica 16 da área de saúde de San Cristóbal tem um total de 591 pacientes.

doentes com idades compreendidas entre os 40 e os 60 anos constituíram o universo do estudo.

A amostra de 103 doentes era constituída por aqueles que cumpriam os critérios de inclusão.

Critérios de inclusão.

- Doentes com idades compreendidas entre os 40 e os 60 anos, dispensados no consultório médico, residentes permanentes na localidade.
- Pacientes que aceitem participar no estudo com consentimento informado prévio.
- Ter capacidade física e mental para responder ao questionário e participar na intervenção educativa.

Critérios de exclusão:

Os doentes que não tenham entre 40 e 60 anos de idade, que mudem de residência ou que não participem em 70% das actividades planeadas serão considerados para exclusão.

Operacionalização das variáveis

As variáveis selecionadas para o estudo foram retiradas da história clínica individual e familiar e da entrevista direta com os doentes, e são listadas abaixo, esclarecendo em cada caso a escala de classificação utilizada.

Operacionalização das principais variáveis utilizadas

Variável	Tipo de variável	Escala	Definição operacional
Idade	Quantitativo contínuo	40 - 50 anos. 51 - 60 anos.	Anos concluídos
Sexo	Qualitativa nominal dicotómica	De acordo com o sexo biológico - Masculino - Feminino	Sexo biológico, tendo em conta as caraterísticas sexuais
Grupo Dispensário	Qualitativa Nominal Qualitativa Politómica	Grupo I Grupo II Grupo III Grupo IV	De acordo com os dados dos registos de Saúde Familiar e com base na classificação estabelecida pelo Sistema Nacional de Saúde Grupo I (supostamente saudável) Grupo II (em risco) Grupo III (doentes) Grupo IV (com sequelas)
Doenças	Qualitativa Nominal Qualitativa Politómica	Hipertensão arterial Diabetes Mellitus Asma brônquica Doença cardíaca isquémica Hipocolesterolemia Outros.	Extraído dos registos de saúde familiares e individuais

Variáveis correspondentes ao consumo de medicamentos

Utilização de medicamentos	Qualitativo Nominal	Sem medicamentos (não inclui vitaminas ou produtos naturais). Utilizar pelo menos 3 regularmente. Utilizar 3 a 6 durante mais de trinta dias ou segundo a prescrição de diferentes médicos. Utiliza mais de 6 medicamentos. Auto-medicam-se ou não controlam os medicamentos que tomam.	Caraterísticas da utilização de medicamentos de acordo com os indicadores da Escala de Avaliação Funcional Geriátrica
Tipo de medicamento utilizado	Qualitativa Nominal Qualitativa Politómica	Analgésicos Anti-inflamatórios Antidepressivos. Terapia com vitaminas Outros	Tratamento específico para a sua doença subjacente ou outros medicamentos utilizados habitualmente (mais de 2 vezes por semana, frequentemente)
Tempo de consumo	Qualitativo Nominal	Menos de 1 mês. De 1 mês a 1 ano	De acordo com o

de medicamentos não relacionados com a doença subjacente.		Mais de 1 ano	inquérito e o momento do consumo

Variáveis correspondentes aos resultados da intervenção

Conhecimentos pré e pós-intervenção sobre automedicação.	Qualitativa nominal dicotómica	Suficiente e insuficiente.	De acordo com os resultados dos inquéritos aplicados antes e depois da intervenção Suficiente (quando responde a pelo menos 5 itens) Insuficiente (se responder a 3 ou menos itens)
Grau de satisfação após modificação do tratamento	Qualitativo Nominal	Vê as mudanças como positivas e conseguiu adaptar-se a elas. Considerado positivo, mas incapaz de se adaptar ao novo tratamento Considera que as mudanças tiveram um impacto	A opinião do paciente sobre as políticas terapêuticas implementadas é tida em conta.

		negativo na sua saúde.	

Metodologia do trabalho

Primeira fase

Numa primeira fase, foi necessário explicar o consentimento informado que foi aplicado a cada inquirido, o qual foi registado na história clínica individual seguindo o formato original (anexo 1). Uma vez obtido este consentimento, foi preenchida uma ficha de recolha de dados gerais utilizando a história clínica individual ou familiar, bem como entrevistas diretas com o doente (anexo 2) onde foram registados os dados gerais, de forma a identificar os doentes que se automedicam, após o que se obteve a amostra para trabalhar com as fichas de automedicação.

O questionário de auto-medicação (Anexo 3) foi preenchido e aplicado a todos os pacientes incluídos na amostra da investigação. Foi preenchido um questionário inicial sobre o conhecimento prévio da intervenção (Anexo 4). Os questionários de conhecimento foram realizados diretamente no âmbito das consultas médicas de controlo e acompanhamento ou durante as visitas domiciliárias com o apoio do enfermeiro e diretamente com o responsável pelo projeto. Os questionários foram inicialmente aplicados a um grupo de pacientes para avaliar a sua compreensão e foram posteriormente analisados.

Segunda fase

Começou com a implementação de uma intervenção educativa e terapêutica.

Para a intervenção terapêutica, todos os adultos de meia-idade (de acordo com os critérios de inclusão) foram agendados para avaliação em consulta com os especialistas do Grupo de Trabalho Básico e de acordo com o seu horário de atendimento clínico; a enfermeira foi responsável pela organização da consulta agendada e assegurou, juntamente com o responsável pela investigação, o atendimento dos doentes. Durante a consulta, procedeu-se à revisão de documentos, à avaliação e modificação do uso inadequado de medicamentos não relacionados com uma doença de base e ao grau de satisfação com as mudanças efectuadas. A intervenção educativa foi realizada em várias reuniões de 30 minutos (de acordo com o programa), utilizando a própria clínica para realizar as actividades, utilizando as horas da tarde devido ao baixo número de pacientes e mais viável para os pacientes trabalhadores. Foi organizado em pequenos grupos pertencentes ao mesmo CDR para uma melhor organização e para facilitar o trabalho. Utilizámos material didático e propaganda gráfica sobre o tema da automedicação em cada um dos encontros.

A avaliação da intervenção foi efectuada através da aplicação do questionário final de conhecimentos (Anexo 5). Foram avaliados como suficientes os que responderam corretamente a 5 itens e como insuficientes os que responderam a 3 ou menos itens.

Através da reavaliação em consulta relacionada com a satisfação e adaptação às mudanças terapêuticas implementadas, para o que foi utilizada uma entrevista semi-estruturada para o efeito (Anexo 6).

Conceção da intervenção

Estratégia educativa: Consiste em procedimentos comportamentais e de comunicação capazes de modificar os estilos de vida dos adultos.

A estratégia educativa proposta foi desenvolvida com adultos de meia-idade durante 4 semanas, divididas num encontro semanal realizado sob a forma de aulas demonstrativas e dinâmicas de grupo, tendo em conta a necessidade de pelo menos 70% de presenças. A metodologia utilizada nesta estratégia baseou-se no seu carácter aberto e flexível, participativo, grupal, prático e vivencial; os seus objectivos e fundamentos respondem aos princípios e valores da educação popular, da participação democrática, do desenvolvimento organizacional, da transformação e da mudança de vida.

O principal objetivo do processo está relacionado com a aquisição de conhecimentos sobre as questões mais relevantes. Durante a intervenção, os pacientes puderam analisar as suas experiências, reconhecer criticamente as acções, os erros e os obstáculos, de modo a transformar e melhorar a sua realidade.

Objectivos da intervenção

1. Sensibilizar os adultos entre os 40 e os 60 anos para o risco da auto-medicação.

Sessões de trabalho.

Primeira sessão.

Tema: Introdução.

Objectivos:

1. Criar uma atmosfera de confiança.
2. Avaliar as expectativas da atividade
3. Apresentar o programa e a metodologia a seguir.
4. Levantar o problema atual da auto-medicação nos adultos.

Segunda sessão. Formação

Objectivos: Abordar as questões mais relevantes relacionadas com a automedicação em adultos.

Temas a ensinar

1. Auto-medicação e polifarmácia.
2. Principais interações medicamentosas.
3. Alterações do estilo de vida e do exercício físico
4. Medicamentos de uso frequente e suas interações
5. Políticas terapêuticas mais comuns

Terceira sessão: Dinâmica de grupo

Objectivos: Demonstrar, através de técnicas assertivas, os malefícios da ingestão de medicamentos.

O guia de actividades utiliza exemplos ou uma situação problemática real ou simulada para mostrar os efeitos indesejáveis de uma terapêutica mal utilizada. Discute os argumentos que conduziram às reacções adversas.

Através de uma sessão de brainstorming, pede-se aos participantes que recordem uma situação semelhante que tenham vivido ou conheçam.

Por fim, a atividade foi encerrada com uma carta escrita de renúncia à automedicação e à polifarmácia, redigida por um participante.

Foi igualmente proposto que os próprios doentes produzissem mensagens de saúde com base no que tinham aprendido. Para culminar a atividade, foram produzidos materiais didácticos e anúncios gráficos, que foram colocados em locais públicos escolhidos pelos próprios doentes.

Processamento estatístico

Todos os dados extraídos foram registados numa folha, tabulados e tratados, utilizando na maioria dos casos a distribuição de frequências absolutas e relativas. Foram elaboradas tabelas de contingência para a aplicação do teste estatístico do qui-quadrado, utilizando o sistema automatizado MICROSTAT, para procurar a relação de dependência-independência entre as variáveis e McNemar para determinar os resultados da intervenção, tendo sido considerado 0,05 como nível de significância.

Os resultados foram apresentados em tabelas e gráficos para permitir uma melhor compreensão e análise dos resultados para comparação com a literatura nacional e estrangeira consultada.

2. Para além dos métodos quantitativos, foram tidos em conta outros métodos teóricos no estudo.

- Histórico-lógico: Permitiu-nos analisar o comportamento do problema desde o nível internacional e nacional até ao nível do município.
- Análise e síntese: Permitiu chegar a conclusões sobre o estado do conhecimento do fenómeno relacionado com a automedicação.
- Indução e dedução: Permitiu obter logicamente o conhecimento científico e estabelecer a unidade entre o particular, o singular e o gerado.
- Entre os métodos empíricos, foi utilizado o questionário.

Aspectos éticos

Para a implementação do nosso trabalho, foi pesquisada toda a literatura disponível e foram citadas referências para cada tópico.

Na primeira parte da investigação, os registos de saúde da família arquivados no consultório do médico de família foram pesquisados em pormenor, sem os extrair das instalações. O trabalho foi realizado exclusivamente pela equipa de investigação acima referida.

Os nomes e endereços dos doentes não foram utilizados nos dados disponíveis e os dados obtidos não serão utilizados para outros fins que não o próprio estudo.

Foi pedido a todos os doentes e às suas famílias o consentimento para participarem na investigação, garantindo os princípios da autonomia e da confidencialidade.

Análise e discussão dos resultados

Grupos etários	Masculino		Feminino		Total	
	Não	%	Não	%	Não	%
De 40 a 50 anos de idade.	24	23,3	37	35,9	61	59,2
De 51 a 60 anos de idade.	15	14,6	27	26,2	42	40,8
Total	39	37,9	64	62,1	103	100,0

Tabela 1. Distribuição dos adultos do grupo de meia-idade, segundo a idade e o sexo, para o CMF n.º 16.

$^2X = 0,0277$ $p = 0,8677$

A Tabela I mostra a distribuição do grupo de estudo, onde há um predomínio do sexo feminino (62,1%) sobre o sexo masculino (37,9%), a faixa etária predominante é a de 40 a 50 anos com (59,2%) para ambos os sexos, seguida da faixa de 51 a 60 anos com (40,8%), num total de 103 pacientes representando 100% da amostra. Não existe associação entre a faixa etária e o sexo.

O Centro Internacional de Investigação dos Estados Unidos da América divulgou recentemente que o comportamento demográfico da população em mais de 30 países era favorável ao sexo feminino, predominando genericamente em relação ao masculino, argumentando que estes resultados na população em geral se devem ao efeito direto das condições de vida favoráveis e do bem-estar socioeconómico em que vivem as mulheres, bem como à influência de factores de risco como o tabaco e o álcool, que têm maior incidência nos homens, e que têm um efeito negativo comprovado na saúde do indivíduo.(24)

Outros estudiosos argumentaram que a incidência de doenças malignas é maior nos homens do que nas mulheres, o que justificou a inversão da pirâmide populacional em termos de género, com uma predominância do sexo feminino. A maior preocupação das mulheres com a sua saúde e com a proteção dos estrogénios também tem sido levantada. (25)

Tabela 2. Distribuição dos adultos de meia-idade segundo a História de Doença que motiva o consumo e o sexo. CMF n.º 16.

História das doenças patológicas.	Feminino		Masculino		Total	
	Não.	% (N = 64)	Não.	% (N = 39)	Não.	% (N = 103)
Historial de saúde	4	6.2	2	5.1	6	5.8
Hipertensão arterial	59	92.1	26	66.7	85	82.5
Diabetes Mellitus	38	59.3	21	53.8	59	57.2
Doença cardíaca isquémica	21	32.8	4	10.2	25	24.2
Osteoartrite	12	18.7	3	7.7	15	14.6
Asma brônquica	15	23.4	9	23.0	24	23.3
Hipocolesterolemia	11	17.1	7	17.9	18	17.4

Nota: Um doente pode estar a tomar um ou mais medicamentos para a mesma doença, ou pode não ter qualquer doença ou ter mais do que uma doença de cada vez nesta tabela, repetida tantas vezes quantas as relatadas pelo doente.

A tabela 2 mostra os motivos de consumo mais frequentes, sendo a hipertensão arterial (HTA) a patologia que provocou maior consumo, pois encontrámos doentes que tinham um ou mais fármacos indicados para o controlo da pressão arterial, seguida da diabetes mellitus, da cardiopatia isquémica, seguida da asma brônquica, a hipercolesterolemia é também uma das patologias apresentadas na tabela e afecta a população em estudo com menor percentagem. As dores articulares são indícios da presença de artrose e artrite nestes doentes, embora em menor escala, como se pode ver. Gostaríamos de salientar que, se acrescentarmos à hipertensão arterial as afecções cardíacas que foram causa de consumo, confirma-se que a morbilidade cardiovascular tem uma influência importante na população, sendo, de facto, a primeira causa de mortalidade.

Noutros estudos relacionados com os antecedentes patológicos pessoais em doentes com idades compreendidas entre os 40 e os 60 anos, foram apresentados resultados semelhantes aos do meu estudo, sendo as doenças crónicas não transmissíveis, como a hipertensão arterial, a asma brônquica, a diabetes mellitus e a cardiopatia isquémica, as que apresentam maior percentagem de incidência.[(25)]

A hipertensão arterial é um importante fator de risco para a progressão da doença renal crónica e um preditor do desenvolvimento de insuficiência renal terminal, pelo que é consensual a importância do seu correto diagnóstico e controlo nestes doentes. Um número muito elevado de doentes não é diagnosticado em ambulatório, o que implica uma progressão mais rápida para complicações renais e cardiovasculares. [(26)].

[(27)]Um estudo mostrou que apenas 11,2% dos casos estudados estavam controlados, demonstrando assim que a deteção precoce e a gestão adequada desta condição permitem um melhor controlo da doença. [(27)].

A diabetes mellitus (DM) é um importante problema de saúde na nossa sociedade, representando uma percentagem significativa dos doentes internados em hospitais com mais de 60 anos de idade. Para além disso, a DM é uma doença que predispõe a patologias cardiovasculares, renais e infecciosas, patologias essas que requerem frequentemente cuidados intensivos. Assim, os doentes diabéticos internados no hospital terão um aumento da morbilidade e mortalidade. [(28)].

Noutros estudos, verificou-se que nos meses de setembro a fevereiro há uma maior frequência de aparecimento da doença diabética do que no resto do ano, sendo possível que tal se deva a um fator desencadeante exógeno ou talvez a uma infeção de origem viral. Os diabéticos são duas vezes mais propensos à doença coronária e ao acidente vascular cerebral do que os não diabéticos, e certos medicamentos que reduzem a glicemia também aumentam o colesterol, o que favorece a formação de ateromas. Representam 20% dos doentes com doença renal terminal que são incluídos em programas de hemodiálise e constituem um dos maiores grupos de cegos na população adulta.

[29, 30]Existe também uma estreita relação entre a doença diabética e a arteriosclerose, a obesidade e a hiperlipoproteinemia, e um diagnóstico atempado permite tratar e prestar cuidados diferenciados aos doentes numa fase precoce da doença, prevenindo assim complicações ou formas de apresentação maligna, uma vez que a possibilidade de sofrer destas doenças crónicas duplica nos idosos.

Tabela 3: Caraterísticas do consumo de medicamentos de acordo com a idade e o sexo. CMF n.º 16

Faixa etária	**Consomem diariamente**				**Acabar por consumir**				**Total**	
	M	**F**	**Não.**	**%**	**M**	**F**	**Não.**	**%**	**Não.**	**%**
40 a 50	16	31	47	77.0	8	6	14	22.9	61	59.2
51 a 60	13	22	35	83.3	2	5	7	16.7	42	40.8
TOTAL	29	53	82	79.6	10	11	21	20.4	103	100.0

$^{2}X = 0,2799$ $p = 0,5967$

Nota: A categoria "nunca toma medicamentos" não está incluída porque não foram registados casos.

O consumo de medicamentos em qualquer grupo depende de muitos factores, incluindo a morbilidade, a disponibilidade de fármacos e a adesão do doente ao tratamento, entre outros, que variam de uma região ou instituição para outra e de acordo com o período em que o estudo é realizado. No nosso estudo, 79,6 % dos adultos consumiam medicação diariamente, sendo a faixa etária dos 40-50 anos a que mais consumia, com o sexo feminino a sobressair em relação ao masculino, apesar de à medida que a idade aumenta, a deterioração aumenta, facto que pode estar relacionado com as caraterísticas da nossa amostra. Apenas 20,4% o fizeram eventualmente. Pode dizer-se que não existe associação entre os grupos etários e o nível de consumo de drogas. [31]Em alguns estudos por nós revistos, verificámos que o consumo de drogas é mais elevado, embora noutros casos seja semelhante ao nosso. [32]

A comunidade adulta de meia-idade apresenta habitualmente mais do que um problema médico para o qual solicita acções terapêuticas que promovam o bem-estar e, na maior parte dos casos, este pretende ser encontrado com a utilização de medicamentos. O elevado consumo de medicamentos em adultos foi demonstrado em vários estudos.

Tabela 4. Distribuição dos adultos de meia-idade segundo o sexo e a quantidade de medicamentos consumidos. CMF n.º 16

Número de medicamentos que toma regularmente	**Feminino**		**Masculino**		**Total**	
	Não	**%**	**Não**	**%**	**Não**	**%**

Apenas um	7	10,9	5	12,8	12	11,7
2 a 3	33	51,6	22	56,4	55	53,4
4 a 5	21	32,8	9	23,1	30	29,1
Mais de 5	3	4,7	3	7,7	6	5,8
Total	64	100,0	39	100,0	103	100,0

Da população estudada, 53,4% consumia 2 a 3 medicamentos, com um maior número de mulheres, valor a ter em conta, pois corresponde a mais de metade do total do grupo inquirido (n=103), enquanto apenas 5,8% referiu consumir mais de 5 medicamentos. Naturalmente, em ocasiões específicas, um indivíduo pode consumir 4 ou mais medicamentos devido a necessidades irrefutáveis. Já referimos acima a frequência de "patologia múltipla" neste grupo etário e, muitas vezes, esta multiplicidade diz respeito a doenças crónicas não transmissíveis que requerem medicação perene. A nossa posição nesta situação é a de não a incluir no conceito de "polifarmácia". [(33)]

Todos estamos cientes da frequência e da magnitude das reacções adversas que ocorrem quando os medicamentos são misturados. [(34)(33)]Algumas delas provocam desconfortos extremamente importantes, como tonturas, instabilidade da marcha, sonolência e confusão, que perturbam o funcionamento biológico, psicológico e social, e até perturbações gastrointestinais, como também observaram Gusney e Pallow nos seus respectivos estudos de caso.

Tudo isto leva-nos a pensar numa estratégia de intervenção para inverter este problema.

Os estudos de utilização de medicamentos são uma ferramenta essencial para a avaliação do impacto e das consequências benéficas ou prejudiciais da utilização de medicamentos pela comunidade, o que permitirá às autoridades de saúde tomar as decisões corretas no domínio da gestão dos recursos terapêuticos farmacológicos disponíveis, bem como a análise dos benefícios, efeitos adversos e custos económicos.

Tabela 5: Distribuição dos adultos de meia-idade segundo o sexo e o tipo de medicamento consumido. CMF n.º 16

Tipos de medicamentos	**Feminino n=64**		**Masculino n=39**		**Total n=103**	
	Não	**%**	**Não**	**%**	**Não**	**%**
Hipotensivos	48	75.0	21	53.8	69	66.9
Diuréticos	26	40.6	7	17.9	33	32.0
Agentes hipoglicémicos	31	48.4	11	28.2	42	40.8
Broncodilatadores	13	20.3	10	25.6	23	23.3
Antiácidos	5	7.8	6	15.3	11	10.7
Sedativos e hipnóticos	10	15.6	4	10.2	14	13.6

Analgésicos	7	10.9	13	33.3	20	19.4
Antibióticos	12	18.7	8	20.5	20	19.4
Laxantes	2	3.1	1	2,6	3	2.9
Outros	3	4.7	2	5.1	5	4.8

No grupo de mulheres estudado, os medicamentos mais consumidos foram: anti-hipertensores em 75,0% dos casos, hipoglicemiantes em 48,4%, diuréticos em 40,6%, broncodilatadores em 20,3%, antibióticos em 18,7%, sedativos em 15,6%, analgésicos em 10,9% e laxantes em apenas 3,1%.

Verificou-se uma coincidência na análise dos resultados relativos aos homens. De um modo geral, observou-se um consumo significativamente mais elevado dos seguintes fármacos: hipotensores com 53,8%, seguidos dos analgésicos com 33,3%, hipoglicemiantes 28,2%, broncodilatadores 25,6%, antibióticos 20,5%, diuréticos 17,9%, antiácidos 15,3%, e menos frequentemente sedativos e laxantes com 10,2% e 2,6% respetivamente. Outros estudos diferem em alguns aspectos relacionados ao nosso, mostrando que os grupos de medicamentos mais indicados foram os analgésicos, seguidos dos diuréticos e psicotrópicos, e que os antidiabéticos também tiveram grande importância, fato que difere da nossa casuística. A aspirina e a nifedipina foram incluídas na medicação relatada por outros autores. (31,32)

Tabela 6: Tempo de consumo de medicamentos não relacionados com a doença de base, segundo o grupo etário. CMF n.º 16.

Hora do consumo	De 40 a 50 anos		De 51 a 60 anos	
	Não.	%	Não.	%
Menos de um mês	21	34.4	19	45.2
De um mês a um ano	33	54.1	21	50.0
Mais de um ano	7	11.5	2	4.8
Total	61	100.0	42	100.0

De acordo com o quadro que mostra o tempo de consumo de medicamentos não relacionado com a doença subjacente. Verifica-se que de um total de 61 pacientes entre 40 e 50 anos de idade, existem 33 pacientes que consomem medicamentos por um período de tempo prolongado que varia de um mês a um ano. Da mesma forma, com um total de 42 inquiridos, 21 doentes entre os 51 e os 60 anos de idade consomem medicamentos, representando 50% deste total, sendo de salientar a importância atribuída a este facto, uma vez que com menos doentes existe um elevado nível de consumo. [(35)]Para outros autores, 75% da população adulta recebe mais de um medicamento de qualquer tipo, com o consequente aumento das reacções adversas, que podem ser atribuídas a um aconselhamento médico incorreto, ao não aconselhamento de tratamentos prolongados e à alteração da administração correta do medicamento por parte do doente, ao que podemos acrescentar que não é apenas um médico que prescreve em várias ocasiões.

Conhecimentos dos pacientes sobre automedicação antes e depois da intervenção. CMF No 16.

Nível de conhecimento sobre automedicação.	Antes da intervenção		Após a intervenção	
	Não.	%	Não.	%
O suficiente	95	92.2	103	100.0
insuficiente	8	7.8	0	0.0
Total	103	100.0	103	100.0

$^{2}X_{\text{McNemar}} = 6{,}13$

A tabela mostra o nível de conhecimento alcançado pelos pacientes no estudo, mostrando que antes da intervenção 95 pacientes foram capazes de responder suficientemente à entrevista de um total de 103, representando 92,2 %, o que é uma taxa elevada, com um pequeno grupo de 8 participantes que não responderam corretamente. Após a intervenção educativa, foi obtido um melhor resultado, com 100% do número total de participantes a responder corretamente. Este resultado mostra o cumprimento do objetivo principal do processo, que está relacionado com o fornecimento aos adultos de meia-idade de conhecimentos sobre os tópicos mais importantes e relevantes. Através da intervenção, os pacientes puderam analisar as suas experiências, reconhecer erros e obstáculos, de modo a transformar e melhorar a sua qualidade de vida.

O presente estudo permitiu-nos alterar os conhecimentos dos adultos com idades compreendidas entre os 40 e os 60 anos e alterar alguns dos factores de risco que influenciam a automedicação.

Tabela 8: Grau de satisfação dos adultos segundo o sexo após modificação do tratamento. CMF n.º 16.

Nível de satisfação	Sexo				Total	
	Feminino	%	Masculino	%	Não.	%
Positivo	53	51,5	27	26,2	80	77,7
Não serve	7	6,8	10	9,7	17	16,5
Negativo	4	3,9	2	1,9	6	5,8
Total	64	62,1	39	37,9	103	100,0

A tabela acima mostra o grau de satisfação da população estudada após a aplicação da intervenção e a modificação do conhecimento sobre automedicação que os adultos na faixa etária média entre 40 e 60 anos tinham. Para o efeito, foi necessário aplicar uma estratégia educativa constituída por procedimentos comportamentais e de comunicação capazes de modificar o estilo de vida dos adultos. Foi realizada sob a forma de aulas demonstrativas e dinâmicas de grupo com o objetivo de proporcionar novos conhecimentos sobre este tema. Como resultado final, 77,7% consideraram positivas as mudanças propostas pelo responsável do projeto e expressaram que conseguiram adaptar-se a elas. 51,5% deste grupo eram mulheres e apenas 26,2% eram homens. Por outro lado, 16,5% concordaram que as mudanças eram positivas, mas não conseguiram adaptar-se ao novo tratamento, 9,7% eram homens e apenas 6,8% eram mulheres. 5,8% do total em estudo consideraram que as mudanças tiveram uma influência negativa no seu estado de saúde, dos quais 3,9% eram mulheres e 1,9% homens, num total de 103 pacientes, dos quais 64 eram mulheres e 39 homens.

Conclusões

Ao considerarmos a relação entre adultos de meia-idade e regimes medicamentosos, devemos ter em conta os problemas que podem surgir. A amostra desta série foi maioritariamente feminina e com idades compreendidas entre os 40 e os 50 anos, todos pertencentes ao CMF n.º 16. Verificámos que os grupos de medicamentos mais frequentemente consumidos foram os hipotensores, hipoglicemiantes, diuréticos, sedativos e analgésicos, por esta ordem; verificou-se que uma grande percentagem dos casos consumia entre 2 e 3 medicamentos e uma percentagem menor consumia mais de 5 medicamentos. Entre os antecedentes patológicos pessoais que motivaram o consumo de medicamentos, os mais comuns foram a hipertensão arterial, a diabetes mellitus, a cardiopatia isquémica e a asma brônquica, por ordem de frequência. A maior percentagem de adultos entre os 40 e os 50 anos de idade consome medicamentos diariamente. Os conhecimentos adquiridos foram suficientes em 100% da população estudada após a intervenção. Os resultados foram igualmente satisfatórios no que respeita ao grau de satisfação dos pacientes e demonstrados na prática.

Recomendações

- ✓ Divulgar os resultados do estudo aos membros do grupo central.
- ✓ Manter a vigilância e o controlo dos pacientes que participam no estudo.
- ✓ Alargar o programa educativo aos doentes fora do CMF n.º 16.

Revisão bibliográfica

1. García Milián AJ, Alonso Carbonell L, López Puig P, YeraAlós I, Ruiz Salvador AK, Blanco Hernández N. Consumo de medicamentos referidos pela população adulta de Cuba, ano 2007. Rev Cubana Med Gen Integr [Internet]. 2009 [citado 02 fev. 2014]; 25(4): 5-16. Disponível em:

http://scielo.sld.cu/scielo.php?script=sci_arttext&pid=S0864-2012

2. Organização Mundial de Saúde. AIDE MEMOIRE. Segurança dos medicamentos. Farmacovigilância. Primeira fase. Genebra: OMS; 2004 [citado em 31 de janeiro de 2015]. Disponível em: http://apps.who.int/medicinedocs/documents/s17808es/s17808es.pdf

3. Albarracín, A. et. al. 1984 *Historia del medicamento.* Vol. I. Ed. Doyma S.A. Barcelona. 99 pp.
4. Mª del Carmen Francés CausapéA Coleção de Medicina.
5. Lastres, J.L. Diretor do Departamento de Farmácia e Tecnologia Farmacêutica. Facultad de Farmacia - Universidad Complutense de Madrid. no sítio Web da Facultad de Farmacia y Bioquímica de laUniversidad de Buenos Aires.
6. Fernández Alonso María C. Maus tratos a idosos Grupo de Saúde Mental PAPPS: 2010
7. (Descarregado em: 1-02-2016 ISSN 1727-897X Medisur 284 abril 2014 | Volume 12 | Número 1)

8. Ministério do Ensino Superior. Resolução 132/04: Reglamento de la Educación de Postgrado de la República de Cuba. Havana: MES; 2004.
9. Bernaza G. Teoria, reflexões e algumas propostas a partir do enfoque histórico cultural da pós-graduação em educação. Havana: MES; 2004.
10. Bernaza G, Lee F. Algumas reflexões, questões e propostas de inovação a partir da perspetiva pedagógica da educação pós-graduada. Revista Iberoamericana de Educación [revista na Internet]. 2004 [cited 3 Mar 2009] ; 34 (2): [aprox. 6p]. Disponível em: http://www.rieoei.org/deloslectores/755bernaza.PDF.
11. Bernaza G, Lee F. Aprendizagem colaborativa: uma via para a formação pós-graduada. Revista Iberoamericana de Educación [revista na Internet]. 2005 [citado 3 Mar 2009]; 37 (3): [aprox. 6p]. Disponível em: http://www.rieoei.org/deloslectores/1123Bernaza.pd f.
12. Dia Europeu do Uso Prudente de Antibióticos (acedido em 31 de outubro de 2014)
13. De Frutos Hernansanz MJ, Lázaro Damas A, Llinares Gómez V, Azpiazu Garrido M, Serrano Vázquez A, López de Castro F. Adverse drug reactions in a health centre. Aten Primaria 1994; 14: 783-6.
14. Centro de Estudos de População e Desenvolvimento do Instituto Nacional de Estatística 2010. Envelhecimento, políticas públicas e desenvolvimento na América Latina. Desafios presentes, necessidades futuras. MINSAP: ONE; 2010.

15. Blasco Patiño F, Martínez López de Letona J, Villares P, Jiménez AI. O paciente idoso polimedicado: efeitos sobre a sua saúde e sobre o sistema de saúde. Inf Ter SistNac Salud. 2005;29:152-62.

16. FDA U.S. food and drugadministration. "Definições. *Lei Federal de Alimentos, Medicamentos e Cosméticos (FD&C Act*). Acedido em 16 de junho de 2010.

Instituto Nacional do Cancro. "Droga biológica". *Dicionário do Cancro*. Acedido em 1 de março de 2008. "Uma substância produzida a partir de um organismo vivo ou dos seus produtos; utilizada para prevenir, diagnosticar ou tratar o cancro e outras doenças. Os medicamentos biológicos incluem anticorpos, interleucinas e vacinas. Também chamado de substância biológica.

↑http://www.boe.es/boe/dias/2011/11/30/pdfs/BOE-A-2011-18788.pdf

17. Ministério da Saúde Pública. Direção de Medicamentos e Tecnologias. Cuadro básico de medicamentos y productos naturales. Havana: MINSAP; 2014. [citado 31 jan 2015]. Disponível em: http://www.hospitalameijeiras.sld.cu/web_hha/sites/all/informacion/servicios/farmacia/Introducci%C3%B3n%20y%20anexos%20CBM%20Y%20PRODUCTOS%20NATURALES%20%202014.pdf

18. .Real Decreto 1718/2010, de 17 de dezembro, sobre prescrição médica e ordens de dispensa. BOE. 2011/01/20; (17):6306-29.

19. Díez Abad, Paloma. "Psicología Europa". Acedido em 24 de junho de 2015.

↑Vocci, F. J.; J. Acri; A. Elkashef (2005). "Um desenvolvimento de medicamentos para transtornos viciantes: o estado da ciência". *Jornal Americano de Psiquiatria* (162): 1431-1440.

Barbero-González A, Pastor-Sánchez R, del Arco-Ortiz de Zárate J, Eyaralar-Riera T, Espejo-Guerrero J. Procura de medicamentos sem receita médica. Aten Primaria. 2006; 37(2):78-90.

20. osep-Eladi Baños Díez, Baños, Josep-Eladi Baños Díez MagíFarréAlbaladejo, MagíFarréAlbaladejo, FarreMagíFarréAlbaladejoPrincipios de Farmacología Clínica: Basescientíficas de la utilización de medicamentosElsevier Espanha, 2002 ISBN 84-458-1166-5

. Sobre os medicamentos de venda livre.

21. No mercado de balcão. http://www.aqfu.org.uy/informacion/index.php?Id=88&Pdf=1&Lan=es

22. Villafaina A, Gavilán E. Polimedicación e inadecuación farmacológica.PharmCare Esp. 2011;13(1):23-9.

23. Walston J, Hadley EC, Ferrucci L, Guralnik JM, et al. Research agenda for frailty in older adults: towards a betterunderstanding of physiology and etiology: summary fromthe American Geriatric Society/National Institute of Aging Research Conference on frailty in older adults. J Am GeriatrSoc 2006;54:991-1001.

24. Selva A, San José A, Solans A, Villardell M. Caraterísticas diferenciais da doença nos idosos. Fragilidade. Medicina (Madrid) 1999.

25. Weiss CO. Fragilidade e doenças crónicas em adultos mais velhos. ClinGeriatr Med 2011;27:39-52.

26. Acelajado MC, Oparil S. Hipertensão arterial no idoso. ClinGeriatrMed 2009;25:391-412.

27. Diretrizes da ALAD para o diagnóstico, controle e tratamento do diabetes mellitus tipo 2. Revista Latino-Americana de Diabetes 2013.

28. Associação Americana de Diabetes. Gestão médica da diabetes tipo 2. Alexandria, VA, Associação Americana de Diabetes, 2012.

29. 32- Ward WK, Beard JC, Halter JB, Pfeifer MA, Porte D Jr. Pathophysiology of insulinsecretion non-insulin dependent diabetes mellitus. Diabetes Care. 2012; 7:491-502.

30. Álvarez SR. Os fármacos no idoso. T1. Havana. Editorial. Ciencias Médicas; 2001. 166-81.

31. Roca GR, Paz PE, Losada GJ, Serret RB, Llamos Sierra N, Toirac EL et al. Pharmacotherapy in the elderly. T1. 4ª ed. Havana: Editorial Ciencias Médicas; 2002. 542-4.

32. Pallow RL. Drug combination and potential for risk of adverse drug reaction among community dwelling elderly. NURS Res 1994 Jan-Fev; 43(1):44-9.

33. Gusney M, Tallis R. Prescription of contraindicated and Interacting drugs in elderly patients admitted to Hospital. Lancet 1984;2:564-7.

34. Bliss, U.R: Prescribing for the elderly. BrMed J 283:203-6, 2003.

Anexo 1.

Consentimento informado.

Yo:(Pcte)
____a
utorizo

que o (Dr.)
____ utilize
o

informações recebidas de mim para fins de investigação e para benefício da população adulta.

__________________ Assinatura do doente

Anexo 2: Recolha de dados gerais

Nome(s) próprio(s) e apelido(s):

____

1) Sexo: Feminino. ____ Masculino. _____

2) Idade.
40-49 anos.
50-59 anos.
60 anos. ___

3) Endereço: ____

Responda às seguintes perguntas

1) Sofre de alguma doença?

Nenhum______ Mais em two_____

A ________ Quatro ou mais ____

Se a resposta for sim:

Qual deles?

____

2) Está a tomar algum medicamento? Sim ______ Não

____

Assinala com um X de que forma: ____ Diariamente _______ Eventualmente

Anexo 3. Sobre a auto-medicação

Nome e apelido ______________________________

Idade _____ Sexo __________

O questionário que se segue é sobre a utilização de medicamentos, por favor responda como achar melhor.

1) Que grupo de medicamentos toma de acordo com a prescrição do seu médico?

a) ____ Medicamentos para manter a tensão arterial no intervalo correto (anti-hipertensivos).
b) ____ Medicamentos para o tratamento sintomático da dor (analgésicos)
c) ____ Medicamentos para o tratamento sintomático de várias alergias respiratórias (medicamentos anti-alérgicos)
d) ____ Medicamentos que aumentam a frequência e a quantidade de urina (diuréticos)
e) ____ Medicamentos para infecções causadas por um grupo diversificado e complexo de organismos (antibióticos).
f) ____ Medicamentos para manter níveis adequados de açúcar no sangue (hipoglicemiantes).
g) ____ Medicamentos para tratar a insónia e a depressão (psicotrópicos).
h) ____ Medicamentos para tratar a obstipação ou para evacuar o intestino (laxantes).
i) ____ Medicamentos utilizados para reduzir ou neutralizar a secreção de ácido gástrico (antiácidos).
j) ____ Medicamentos que actuam sobre a obstrução das vias respiratórias (broncodilatadores).

2) Toma algum medicamento por conta própria?

Sim ____ Não ____

a) De acordo com os grupos acima mencionados, diga qual deles.

____

____

____

3). Indique aproximadamente há quanto tempo está a tomar estes medicamentos (não relacionados com a sua doença de base).

a) Menos de um mês. _____

b) De um mês a um ano. _____

c) Mais de um ano. _____

Anexo 4. Avaliação do questionário sobre conhecimentos prévios _____

A partir das perguntas seguintes, deve responder de acordo com os seus conhecimentos sobre a utilização de medicamentos.

1. Das seguintes perturbações induzidas por drogas, assinale as que considera mais frequentes.

_______ Distúrbios do ritmo cardíaco

______ Náuseas e/ou vómitos

______ Comichão ou prurido

_____ Perturbações da visão, da audição, etc.

2. Para quaisquer sintomas indesejáveis após a toma do medicamento, deve:

_______ Utilizar outro medicamento

_______ Tomar medicamentos que eliminam os sintomas

_______ Enviar imediatamente para assistência médica.

Considera que tomar demasiados medicamentos é um problema para a sua saúde?
Sim----- Não-----
Porquê?

Para uso dos investigadores:

Suficiente (quando não são respondidos menos de 5 itens)

Insuficiente (se responder a 3 ou menos itens)

Anexo 5. Questionário de conhecimentos após a intervenção educativa

Responde verdadeiro (v) ou falso (f), consoante o caso.

1- ____ A automedicação pode ser definida como a autoadministração, ou a administração a conselho não qualificado, de medicamentos para aliviar um sintoma ou curar uma doença.

2- ____ Quando utilizamos medicamentos a longo prazo, não devemos ter medo das reacções adversas.

3- ____ A polifarmácia é o consumo simultâneo de três ou mais medicamentos pelo mesmo doente.

4- ____ Em caso de reação adversa, o tratamento deve ser mudado para outro grupo farmacológico sem consultar o médico.

5- _____ A indicação médica é a ordem do médico para cada doença com medicamentos específicos para cada condição.

Para utilização pelo investigador:

Suficiente (quando 5 itens são respondidos corretamente)

Insuficiente (se responder a 3 ou menos itens)

Anexo 6 Entrevista

Entrevista semi-estruturada sobre a satisfação com as mudanças no uso de medicamentos inapropriados aplicados aos pacientes.

Nome: (Pcte) ______________________________

Gostaríamos de lhe fazer algumas perguntas para saber como se sente em relação às mudanças terapêuticas a que foi submetido. Pedimos-lhe que seja absolutamente sincero e que responda como achar melhor:

a) A sua saúde melhorou?

____

b) Considera satisfatórias as alterações no seu tratamento?

Sim _______ Não________

____

e) Sob que forma?

____

Índice

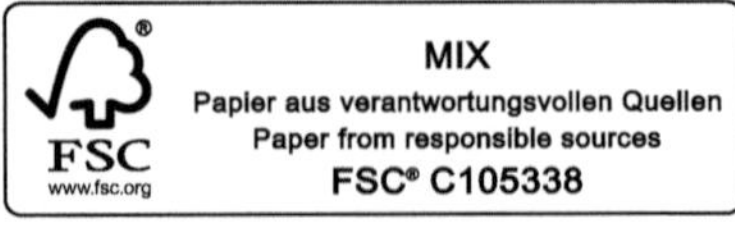

Printed by Books on Demand GmbH, Norderstedt / Germany